BEI GRIN MACHT SICH IHR
WISSEN BEZAHLT

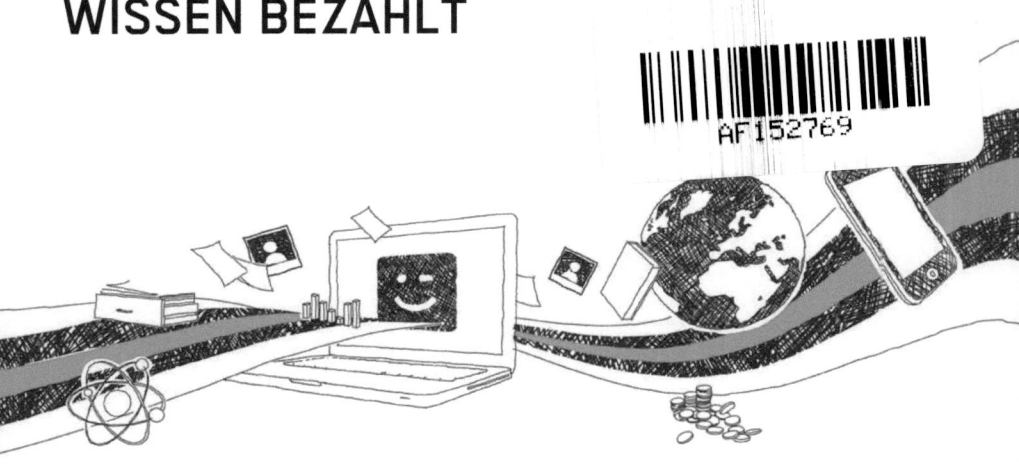

- Wir veröffentlichen Ihre Hausarbeit,
  Bachelor- und Masterarbeit

- Ihr eigenes eBook und Buch -
  weltweit in allen wichtigen Shops

- Verdienen Sie an jedem Verkauf

Jetzt bei www.GRIN.com hochladen
und kostenlos publizieren

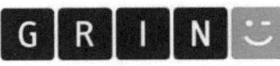

Bianca Lukes

Qualitätssicherung in der Arztpraxis

GRIN Verlag

Bibliografische Information der Deutschen Nationalbibliothek:

Die Deutsche Bibliothek verzeichnet diese Publikation in der Deutschen Nationa l-
bibliografie; detaillierte bibliografische Daten sind im Internet über http://dnb.d-
nb.de/ abrufbar.

Impressum:

Copyright © 2013 GRIN Verlag GmbH
Druck und Bindung: Books on Demand GmbH, Norderstedt Germany
ISBN: 978-3-656-59940-1

Dieses Buch bei GRIN:

http://www.grin.com/de/e-book/268922/qualitaetssicherung-in-der-arztpraxis

GRIN - Your knowledge has value

Der GRIN Verlag publiziert seit 1998 wissenschaftliche Arbeiten von Studenten, Hochschullehrern und anderen Akademikern als eBook und gedrucktes Buch. Die Verlagswebsite www.grin.com ist die ideale Plattform zur Veröffentlichung von Hausarbeiten, Abschlussarbeiten, wissenschaftlichen Aufsätzen, Dissertationen und Fachbüchern.

Besuchen Sie uns im Internet:

http://www.grin.com/

http://www.facebook.com/grincom

http://www.twitter.com/grin_com

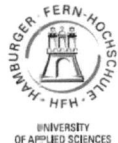

Hamburger Fern-Hochschule

Gesundheits- und Sozialmanagement

Hausarbeit zum Thema:

Qualitätssicherung in der Arztpraxis

Bianca Lukes

Inhaltsverzeichnis

Abkürzungsverzeichnis

Abkürzungsverzeichnis

ARGE	Arbeitsgemeinschaft
AUVA	Allgemeine Unfallversicherungsanstalt
bzw.	beziehungsweise
EDV	elektronische Datenverarbeitung
etc.	et cetera
HNO-Arbeitsstation	Arbeitsstation eines Facharztes für Hals-, Nasen- und Ohrenkrankheiten
HNO-Bundesfachgruppe	Bundesfachgruppe für Hals-, Nasen- und Ohrenkrankheiten
HNO-Facharzt	Facharzt für Hals-, Nasen- und Ohrenkrankheiten
HNO-Praxis	Facharztpraxis für Hals-, Nasen- und Ohrenkrankheiten
ÖÄK	Österreichische Ärztekammer
u.a.	unter anderem
z.B.	zum Beispiel

1 Einleitung

1.1 Der Arbeitsplatz

Seit November 2008 bin ich als Chefsekretärin und Ordinationsgehilfin bei einem niedergelassenen Facharzt für Hals-, Nasen- und Ohrenkrankheiten mit Kassenvertrag beschäftigt. Neben mir sind noch 2 weitere Ordinationsgehilfinnen sowie eine Putzfrau angestellt.

Die Räumlichkeiten befinden sich in einem Gesundheitszentrum. Dies hat sich aufgrund der Möglichkeit mit anderen Ärzten, Akustikern und der Apotheke zusammenzuarbeiten, als sehr praktisch erwiesen.

In unserem jungen Team bin ich als Chefsekretärin für jeglichen organisatorischen Ablauf, die Arbeits- und Aufgabenverteilung unter den anderen Mitarbeiterinnen sowie seit etwa 2 Jahren auch für die Qualitätssicherung in der Ordination verantwortlich.

1.2 Tätigkeitsbeschreibung

Ordinationsgehilfin bei einem HNO-Facharzt hört sich für die meisten wahrscheinlich zuerst einmal nur nach telefonieren, Termine eintragen und Patienten aufrufen an, doch hinter dieser Kulisse steckt um einiges mehr. Mein Aufgabengebiet umfasst:

- Vorselektion von Bewerbungsschreiben
- Führung von Bewerbungs- sowie unserer monatlichen Mitarbeitergesprächen
- delegieren anfallender Aufgaben an die Mitarbeiter unseres Teams
- Gestaltung der Dienst- und Urlaubspläne der Mitarbeiter
- Arbeitszeiterfassung
- sämtliche in einer Arztpraxis notwendigen organisatorischen Tätigkeiten
- allgemeine Sekretariatsaufgaben
- Assistenz bei diversen Untersuchungen, das Durchführen von Allergietests (PRICK-Test), Hörscreenings, Impendanzmessungen, Ton- und Sprachaudiometrie

⅄ Einkauf und Bestellungen von Ordinationsbedarf

⅄ Instrumentenaufbereitung

⅄ erste Anlaufstelle für Anregungen und auch Beschwerden der Mitarbeiter sowie auch der Patienten und Aufgreifen dieser in den Mitarbeitergesprächen

⅄ seit Anfang 2012 erste Ansprechperson für die Oberösterreichische Gebietskrankenkasse bei der Organisation der Qualitätssicherung bei Hörgeräteverordnungen

⅄ seit November 2012 arbeite ich - mit Hilfe des Handbuchs für HNO-Praxen zur Vorbereitung auf die Praxisevaluierung 2012 - 2015 gemäß Qualitätssicherungsverordnung 2012 der Oberösterreichischen Ärztekammer - an einer Selbstevaluation der Praxis, um die Qualität der medizinischen Leistungen sowie die Patientenzufriedenheit weiterhin zu gewährleisten und gegebenenfalls auf Mängel aufmerksam zu werden, um diese dann mit den geeigneten Instrumenten des Qualitätsmanagements zu beseitigen.

⅄

Die neue, dienstleistungsorientierte Sichtweise im Gesundheitswesen verlangt auch in diesem Bereich immer mehr die Auseinandersetzung mit Themen wie Konflikt- und Qualitätsmanagement, der Ablauforganisation und selbstverständlich die fachspezifische Weiterbildung.

Da ich meine Tätigkeit als Chefsekretärin und Ordinationsgehilfin mit einem komplett neuen Team aufgenommen habe, war ich dazu gezwungen mir zuerst einen Ablaufplan zurechtzulegen, um einen reibungslosen Ablauf zu erreichen, das Vorwissen, die Kompetenzen und Fähigkeiten der anderen Mitarbeiterinnen herauszufinden, um die Aufgaben delegieren zu können sowie ein System einzurichten, das uns dabei unterstützt keine von uns zu erledigenden Untersuchungen zu übersehen.

1.3 Grundsätzlicher Ablauf

Jeder Patient muss zuerst zur Voruntersuchung und Anamnese zum Arzt, der wiederum Untersuchungen wie Ton- und Sprachaudiometrie, Impendanzmessungen, Hörscreenings, Messung der Stapediusreflexe, Prick-Allergietests, etc. an uns Ordinationsgehilfinnen delegiert.

Um eine Besprechung, welche Untersuchungen bei welchem Patienten zu erledigen sind, zu vermeiden, muss jede Ordinationsgehilfin die

Verrechnungskürzel für diese Untersuchungen kennen, die vom Arzt direkt im Anschluss an die Voruntersuchung eingegeben werden.

Damit kein Patient und keine Untersuchung übersehen oder vergessen wird, werden diese Patienten in eine extra Spalte im Programm gereiht und mit verschiedenen Farben für noch zu erledigende Untersuchungen bzw. bereits durchgeführte Untersuchungen versehen. Die Ergebnisse werden elektronisch an den Arzt gesendet, der sie sofort in der jeweiligen Patientenkartei einsehen kann und bei der nun folgenden Abschlussuntersuchung mit dem Patienten bespricht und die Diagnose stellt.

Nach den ersten Audiometrieschulungen ließ ich die beiden Ordinationsgehilfinnen tageweise bei der Durchführung der Hörtests abwechseln, wobei sich schnell herausstellte, dass der einen Kollegin die Audiometrie mehr liegt und der anderen Mitarbeiterin mehr die administrativen Tätigkeiten. Deshalb bin ich, um die Qualität der Hörtests sowie auch der allgemeinen Sekretariatstätigkeiten durch mehr Routine und Freude an der Arbeit zu steigern, nun darauf umgestiegen, dass eine Kollegin immer bei der Patientenaufnahme, den Allergietests, Impendanzmessungen, Hörscreenings und Messungen der Stapediusreflexe beschäftigt ist. Die zweite Kollegin hat ihren fixen Aufgabenbereich bei der Ton- und Sprachaudiometrie.

„Studien zeigen, dass 90% aller Tätigkeiten in einer Arztpraxis aus, immer wiederkehrenden, Routinetätigkeiten bestehen. Diese können, durch Standardisierung und stetige Verbesserung, dazu beitragen, dass der Praxisablauf insgesamt schneller und stressfreier erfolgen kann" (Nowak 2008: 31).

Diese Art der Ablauforganisation funktioniert nun seit einigen Jahren reibungslos, mit für den Patienten sehr angenehmen, kurzen Wartezeiten.

2. Qualitätssicherung in der Arztpraxis

2.1 Notwendigkeit von Qualitätssicherung in der Arztpraxis

Sinn und Zweck von Qualitätssicherung im Gesundheitswesen ist eine erhöhte Effizienz und Effektivität der Leistungen zu erreichen, diese sollten nachvollziehbar sein und den Patienten zur Mitgestaltung und zu selbstständigem Handeln während des Genesungsprozesses anregen. Diese gesteigerte Patientenorientierung wird ebenfalls die Patientenzufriedenheit anheben. „Im Durchschnitt multipliziert ein unzufriedener Patient seine Einstellung an zehn weitere Personen" aus seinem Umfeld. „100 unzufriedene Patienten können also - im schlimmstem Fall - zu 1000-facher Negativwerbung für eine Praxis führen" (Thill 2008: 1), weshalb dieses Thema auf keinen Fall vergessen werden darf.

2.2 Das Handbuch für HNO-Praxen zur Vorbereitung auf die Praxisevaluierung 2012 - 2015 gemäß Qualitätssicherungsverordnung 2012 der ÖÄK

Im November 2012 händigte mir mein Chef das Handbuch für HNO-Praxen zur Vorbereitung auf die Praxisevaluierung 2012 - 2015 gemäß Qualitätssicherungsverordnung 2012 der ÖÄK aus, mit der Anweisung, dieses durchzuarbeiten und die Praxis auf den geforderten Stand zu bringen.

Um die Qualität messen zu können, wird diese an verschiedene Kriterien geknüpft, die jede Arztpraxis erfüllen soll bzw. muss. „So kann der Begriff Qualität bezogen auf unmittelbar messbare Eigenschaften, zwar objektiv angewandt werden, demgegenüber hat er jedoch auch eine subjektive Komponente" (Frank 2005: 15), die sich nur sehr schwer messen lässt. Die messbaren Kriterien beziehen sich auf die Hygiene, das Medizinproduktegesetz, das Arbeitnehmerschutzgesetz, das Personal sowie die Protokolle der regelmäßigen Aufzeichnungen. Zu diesen Hauptkriterien sollte jeweils ein Ordner mit ebenfalls festgelegtem Inhalt angelegt werden.

Ordner 1: Hygieneverordnung

1. Anlage zur Verordnung der Österreichischen Ärztekammer über die hygienischen Anforderungen von Ordinationsstätten und Gruppenpraxen
2. Konkretisierung bezüglich der Endoskope durch HNO-Bundesfachgruppe und ARGE Endoskopie
3. Daraus abgeleiteter Hygieneplan für die eigene Ordination
4. Plan der Abfallwirtschaft
5. Übernahmebestätigungen der Entsorgung des verletzungsgefährlichen Abfalles

Ordner 2: Medizinproduktegesetz

1. Bestandsverzeichnis der Geräte
2. Gerätedatei für jedes einzelne Gerät
3. Prüfberichte für die einzelnen Geräte
4. Implantatregister

Ordner 3: Arbeitnehmerschutzgesetz und Verschiedenes

1. Grundevaluierungsbogen: Enthält die Daten für die Betriebsstätte im Überblick, Namen und Adressen von Betriebsarzt und Sicherheitsfachkraft, eine Liste der Arbeitsplätze
2. Evaluierungsbogen für jeden einzelnen Arbeitsplatz
3. Maßnahmenblatt für Maßnahmen zur Gefahrenverhütung
4. Berichte von AUVA und Arbeitsmediziner
5. Überprüfungsberichte des Feuerlöschers, der Elektroanlage
6. Stoffliste gefährlicher Stoffe
7. Sicherheitsdatenblätter für die jeweiligen Stoffe
8. Bestätigung der EDV-Firma, dass Personal über Verschwiegenheitspflicht aufgeklärt wurde

Ordner 4: Personal

1. Kollektivvertrag
2. Plan für Vorgangsweise bei Notfällen in der eigenen Ordination (Notfallplan)
3. Unterweisungsliste: Datum und Unterschriften der Teilnehmer der jährlichen Unterweisungen bezüglich Hygiene, Müll, Sicherheit, Notfälle, Brandschutz, Vorsorgeuntersuchungen, Brillen, Impfungen, Verschwiegenheit
4. Hepatitis-Prophylaxe: alle Unterlagen bezüglich des Personals

Ordner 5: Protokolle der regelmäßigen Aufzeichnungen

51. Tägliche Dokumentation von: Desinfektionslösung, Temperatur Eiskasten, Aufbereitung der Instrumente, Autoklavieren

62. Monatliche Dokumentation von: Kontrolle der Ablaufdaten von Medikamenten und Verbrauchsmaterial (vgl. Neuwirth-Riedl, et al. 2012: 7).

3. Von der Theorie zur Praxis

Für einige Punkte stehen im Anhang des Handbuchs für HNO-Praxen Vorschläge zur Gestaltung der verlangten Listen und Pläne zur Verfügung die nur noch für die jeweilige Arztpraxis konkretisiert werden müssen.

Zuerst machte ich mich auf die Suche nach den bereits vorhanden Dokumenten und legte diese in den verlangten Hauptordnern ab. Anschließend arbeitete ich mich Punkt für Punkt vor.

3.1 Ordner 1: Hygieneverordnung

Die Verordnung der Österreichischen Ärztekammer fand ich zum Ausdrucken und Ablegen im Internet auf der Website der Österreichischen Ärztekammer, ebenso die neuen Richtlinien für die Arbeit mit Endoskopen.

Ein ordinationsspezifischer Hygieneplan musste von mir erstellt werden, da dieser in der Ordination bisher nur mündlich weitergegeben wurde und noch nicht schriftlich fixiert war. Zur Ausarbeitung des Hygieneplans setzte ich mich intensiv mit den Richtlinien der Hygieneverordnung und dem korrekten Umgang mit Endoskopen auseinander. Die Ausarbeitung nahm insgesamt neben den anderen zu verrichtenden Tätigkeiten ungefähr eine Woche in Anspruch. Bei einer der monatlichen Mitarbeiterbesprechungen wurde den Kollegen der Hygieneplan von mir vorgestellt und im Anschluss unterfertigte jeder in der Ordination Beschäftigte die nun fixierten Hygienerichtlinien.

Den Plan der Abfallwirtschaft konnte ich dem Anhang des Handbuchs für HNO-Praxen entnehmen und nahm noch einige ordinationsspezifische Details bezüglich der verschiedenen Verantwortlichkeiten darin auf.

Aufgrund der verlangten Übernahmebestätigung für die Entsorgung des verletzungsgefährlichen Abfalls musste ich die dafür verantwortliche Reinigungskraft über diese Neuerung aufklären und mit ihr das künftige Vorgehen besprechen.

3.2 Ordner 2: Medizinproduktegesetz

Der zweite Ordner wurde innerhalb einer weiteren Arbeitswoche von mir angelegt. Es gab in der Ordination weder ein Bestandsverzeichnis noch Gerätedateien für die einzelnen Geräte, doch beides konnte ich mit Hilfe von Vorlagen aus dem Anhang des Handbuchs für HNO-Praxen erledigen.

Da außer einem Audiometer, einem Tympanometer, einem Messsystem für otoakustische Emissionen, einem Ultraschallgerät, einem Heißluftsterilisator und einer HNO-Arbeitsstation keine weiteren Geräte vorhanden sind und die Prüfberichte selbstverständlich bereits in einem eigenen Ordner abgelegt wurden, hielt sich der Aufwand in Grenzen.

Ein Implantatregister ist nicht notwendig, da kein derartiger Eingriff ambulant in der Ordination durchgeführt wird.

3.3 Ordner 3: Arbeitnehmerschutzgesetz und Verschiedenes

Bei der Erstellung der Evaluierungsbögen für die gesamte Betriebsstätte bzw. für jeden einzelnen Arbeitsplatz kam mir die geringe Mitarbeiterzahl entsprechend entgegen. Innerhalb eines Arbeitstages konnte ich diese beiden Punkte erledigen und konnte meine Aufmerksamkeit den Maßnahmen zur Gefahrenverhütung widmen. Auch diese waren noch nicht schriftlich und ordinationsspezifisch geregelt. Es wusste zwar jeder grundsätzlich, was in einer Gefahrensituation zu tun ist, doch waren die einzelnen Aufgaben nicht zugewiesen, weshalb ich es als notwendig empfand in einer Mitarbeiterbesprechung das ausgearbeitete Maßnahmenblatt für Maßnahmen zur Gefahrenverhütung vorzustellen und anschließend von jedem Mitarbeiter unterfertigen zu lassen. Der Plan ist nun im Personalraum ausgehängt um nicht in Vergessenheit geraten zu können.

Ein Formular zur Erstellung einer Stoffliste der gefährlichen Stoffe stellte wieder

der Anhang des Handbuchs für HNO-Praxen zur Verfügung und musste lediglich von mir ergänzt werden. Zu den gefährlichen Stoffen in der Ordination zählen z.B. die Desinfektionslösungen und diverse Putzmittel. Sicherheitsdatenblätter für die jeweiligen Stoffe waren bereits vorhanden, ebenso wie die Berichte der AUVA und der Arbeitsmediziner, die Prüfberichte des Feuerlöschers sowie die Bestätigung der EDV-Firma über die Kenntnisnahme der Verschwiegenheitspflicht. Diese Unterlagen musste ich deshalb nur noch zusammentragen und in einem gemeinsamem Ordner ablegen.

3.4 Ordner 4: Personal

Das Verhalten im Notfall wurde in der Ordination ebenso wie die Maßnahmen zur Gefahrenverhütung stets nur mündlich besprochen und es waren keine im Notfall auszuführenden Aufgaben den einzelnen Mitarbeitern zugeteilt. Bei der Durchsicht des im Anhang des Handbuchs für HNO-Praxen vorhandenen Beispielplans und Adaptierung auf die Ordination und die Angestellten fiel mir die Wichtigkeit und Notwendigkeit einer genauen, ordinationsspezifischen und schriftlichen Fixierung auf, weshalb ich dem Notfallplan zwei Mitarbeiterbesprechungen widmete. In der ersten Sitzung stellte ich den Notfallplan und die einzelnen Aufgaben den jeweiligen Kollegen vor. Zur weiteren Durchsicht wurde ein Protokoll der Besprechung verfasst und an jeden Teilnehmer ausgehändigt. Bei der zweiten Mitarbeiterbesprechung, einen Monat später, versuchten wir, die im Ernstfall eines allergischen Schocks zu tätigenden Maßnahmen mit Hilfe eines Rollenspiels zu verinnerlichen. Seit diesem Zeitpunkt wiederholen wir die Handgriffe des Notfallplans alle drei Monate bei unseren Sitzungen, was uns auch auf fehlende oder abgelaufene und neu zu bestellende Notfallmedikamente aufmerksam machen soll, damit im Ernstfall ein reibungsloser Ablauf garantiert ist.

Die Themen, welche die Unterweisungsliste enthalten muss, wie z.B. Hygiene, Müll, Sicherheit, Impfungen, etc. wurden bisher zwar immer wieder angesprochen, dabei aber nicht protokolliert, wann und was mit wem vereinbart wurde. Mit einem Formular aus dem Anhang des Handbuchs für HNO-Praxen werden die einzelnen Punkte in der neu eingeführten Unterweisungsbesprechung, die einmal jährlich stattfindet, abgearbeitet und von jedem Teilnehmer unterfertigt.

Im Zuge der ersten Unterweisungsbesprechung erfuhr ich, als ich auf das Thema Impfungen zu sprechen kam, dass wir bezüglich Hepatitis-Prophylaxe reichlichen Nachholbedarf hatten. Ich vereinbarte daraufhin einen Termin für alle drei Ordinationsgehilfinnen zur Hepatitis B-Titerbestimmung und setzte mich mit der AUVA, die die Kosten der Impfung übernimmt, in Verbindung. Von dort bekam eine Kollegin sofort den Impfstoff zugesandt und musste zur Auffrischungsimpfung.

Bei der Gewerkschaft Vida forderte ich telefonisch den im Personalordner noch fehlenden Kollektivvertrag an und bekam diesen unverzüglich zum Ausdrucken und Einordnen gemailt.

3.5 Ordner 5: Protokolle der regelmäßigen Aufzeichnungen

Den letzten Ordner anzulegen brachte den geringsten Aufwand, da für die beiden notwendigen Listen jeweils eine Vorlage in der Anlage des Handbuchs für HNO-Praxen vorhanden war, die ich für die Ordination übernehmen konnte. Täglich ist die Kontrolle der Desinfektionslösung, die Temperatur des Eiskastens, die Aufbereitung der Instrumente und das Autoklavieren zu protokollieren, monatlich die Ablaufdaten der Medikamente und der Verbrauchsmaterialien.

4 Die Praxisevaluierung

4.1 Testlauf der Selbstevaluierung

Um einen ersten Testlauf der Selbstevaluierung starten zu können, forderte ich einen Fragebogen hierfür an und ergänzte die Ausstattung um die noch fehlenden Dinge wie Messeinrichtungen für Körpergröße und Körpergewicht sowie ein Maßband, da diese bei gutachterlicher Tätigkeit als verpflichtend gelten.

Vor rund zwei Jahren wurde in unserem Audiometrie-Zimmer eine Doppeltür eingebaut und in der Ordination einige weiter schalldämpfende Maßnahmen getroffen. Da Teppiche laut Hygieneverordnung nur im Eingangsbereich erlaubt sind, entfernte ich die Teppiche in den Gängen, die vor dem Umbau dazu dienen sollten, durch das Gehen auf den Gängen den Hörtest nicht zu verfälschen.

Für den Testlauf der Selbstevaluierung nahm ich mir einige Stunden an einem Nachmittag außerhalb des Ordinationsbetriebs Zeit. Aufgrund meiner vorausgegangenen, intensiven Auseinandersetzung mit dem Handbuch für HNO-Praxen zur Vorbereitung auf die Praxisevaluierung 2012 - 2015 gemäß Qualitätssicherungsverordnung 2012 der ÖÄK fielen dabei keine gravierenden Mängel auf.

4.2 Der Evaluierungsfragebogen

Der Evaluierungsfragebogen beinhaltet Fragen zu den festgelegten Evaluierungskriterien:

⅄ Patientenversorgung-Erreichbarkeit

⅄ Räumlichkeiten

⅄ Brandschutz und Sicherheit der Arbeitsplätze

⅄ Hygiene

⅄ Notfallvorsorge

⅄ Arzneimittelverfügbarkeit und -qualität

⅄ Suchtgiftgebarung

⅄ Medizinisches Verbrauchsmaterial

⅄ Ausstattung und sicherheitstechnische Überprüfungen

⅄ Fachliche Qualifikation

⅄ Mitarbeiter/-inneneinsatz

⅄ Patientenhistorie und Dokumentation

⅄ Befundverwaltung und -weiterleitung

⅄ Patientenkommunikation und Patientenaufklärung

⅄ Interdisziplinäre Zusammenarbeit

⅄ Zugang zur ärztlichen Behandlung und Diagnosestellung

⅄ Interne Kommunikation

⅄ Unerwünschte Ereignisse / Patientensicherheit

⅄ Beschwerdemanagement

⅄ Fragen betreffend das Medizinproduktegesetz

⅄ Informationsfragen (dienen der Statistik und werden nicht bewertet)

⅄ (vgl. Neuwirth-Riedl, et.al. 2012: 9).

Selbstverständlich sollte man sich aber trotz der überwiegend positiven Antworten im Testlauf nicht auf diesem Erfolg ausruhen und darauf achten, weiteres Verbesserungspotenzial in Zukunft auch außerhalb einer solchen

Praxisevaluierung zu erkennen. „Verbesserungen in einem Teilbereich führen dazu, dass auch die anderen Teilbereiche davon profitieren. So führt zum Beispiel eine Optimierung der Abläufe dazu, dass die Mitarbeiter zufriedener sind. Zufriedene Mitarbeiter sind in der Regel freundlicher, produktiver und machen weniger Fehler, was wiederum auch Auswirkungen auf die Patienten hat, die es u. a. ihrerseits mit einer erhöhten Zufriedenheit und Praxisbindung danken" (Nowak 2008: 6).

4.3 Die Zertifizierung

Grundsätzlich werden alle HNO-Praxen in Österreich bei der Evaluierung erfasst. Ordinationen mit Sitz in Oberösterreich werden den tatsächlichen Evaluierungsbogen im ersten Quartal 2015 übermittelt bekommen. Vier Wochen nach Erhalt muss der vollständig ausgearbeitete Fragebogen an die Österreichische Gesellschaft für Qualitätssicherung und Qualitätsmanagement in der Medizin GmbH, ein Tochterunternehmen der Österreichischen Ärztekammer, retourniert werden. Dort wird eine interne Plausibilitätsprüfung sowie unmittelbar danach eine Zertifizierung erfolgen. Zu einem Besuch eines Vertifikators, der ebenfalls Mediziner ist, kommt es aufgrund der Auswahl von zehn Prozent der HNO-Praxen durch einen Zufallsgenerator (Validitätsprüfung) oder auch wegen gravierender Mängel, die im Fragebogen angegeben wurden (Mängelbehebungsauftrag). Der Besuch ist, außer bei extremen Umständen, vorangemeldet, wird protokolliert und muss vom überprüften Arzt gegengezeichnet werden (vgl. Neuwirth-Riedl, et al. 2012: 4).

4.4 Fazit

Am 03. September 2013 stellte ich im Rahmen einer monatlichen Mitarbeiterbesprechung alle neuen Regelungen, Pläne und Vorschriften noch einmal im Überblick vor, wobei ich auf den Hygieneplan, den Notfallplan, das Maßnahmenblatt für Maßnahmen zur Gefahrenverhütung sowie die Wichtigkeit der Hepatitis-Prophylaxe genauer zu sprechen kam.

Beim Durchspielen des Notfallplans forderte ich dieses Mal jede Mitarbeiterin dazu auf, eine Infusion vorzubereiten. Dabei fiel auf, dass einer Ordinationsgehilfin entfallen war, wie eine Glasampulle korrekt und ohne

Verletzungsgefahr zu öffnen ist. Es war mir wichtig, dass auch die beiden anderen im Ernstfall wüssten, wie sie zu agieren haben, falls ich als Hauptverantwortliche in diesem Bereich aus unvorhersehbaren Gründen ausfallen würde.

Nach dieser zusammenfassenden Besprechung über den bisherigen Fortschritt im Bereich der Qualitätssicherung konnte nun auch mein Vorgesetzter, der grundsätzlich eine solch genaue Dokumentationspflicht als „unnötige Zettelwirtschaft" sieht und Mitarbeiterbesprechungen eher als Zeitverschwendung empfindet, einen Sinn hinter diesen Maßnahmen und Regelungen erkennen und entwickelt ein zunehmendes Interesse für diese Thematik.

In einigen Bereich hatten wir dringenden Nachholbedarf, der wahrscheinlich ohne diese Praxisevaluierung nicht aufgefallen wäre. Da man die eigene Arbeitsroutine nicht weiter überdenkt, fallen ohne genaueren und bewussten Blick auf Verbesserungspotenziale Missstände im eigenen Arbeitsbereich nur selten auf. Die neuen Dokumentationspflichten können dabei helfen, die Qualitätssicherung nicht in Vergessenheit geraten zu lassen und sich fortlaufend weiterzuentwickeln. „Die Sicherung der Behandlungsqualität und das Erreichen von Qualitätszielen ... sind eine Daueraufgabe im Rahmen der persönlichen Weiterentwicklung des Arztes und seiner Praxis ..." (Frodl 2004: 10).

Qualitätssicherung - vor allem mit Zertifizierung - gibt den Patienten eine gewisse Sicherheit, lässt den Ablauf, Bestimmungen sowie Regelungen durchschaubarer werden und regt somit die Patienten zu einer aktiven Mitgestaltung an. Sie ist ein wesentlicher Faktor im Bereich der Patientenzufriedenheit, weshalb auch die wirtschaftlichen und dienstleistungsorientierten Komponenten dieser Thematik nicht außer Acht gelassen werden dürfen.

Die Umsetzung ist in einem solch kleinen Rahmen wie einer Arztpraxis nicht zu aufwendig, während die Ergebnisse der kontinuierlichen Beschäftigung mit Qualitätssicherung sich auf mehrere Bereiche gleichzeitig positiv auswirken.

Literaturverzeichnis

Neuwirth-Riedl K.; Streinzer W.; Nahler A.; Neuwirth-Riedl M. (2012): Handbuch für HNO-Praxen zur Vorbereitung auf die Praxisevaluierung 2012 - 2015 gemäß

Qualitätssicherungsverordnung 2012 der ÖÄK. Klosterneuburg: Österreichische Ärztekammer.

Thill K.-D. (2008): Patientenzufriedenheit in der Arztpraxis - Die Voraussetzung für eine erfolgreiche unternehmerische Praxisführung. Köln: Deutscher Ärzteverlag.

Nowak T. (2008): Optimierungsmöglichkeiten einer Arztpraxis - Organisation, Mitarbeiterführung und Marketing. Hamburg: Diplomica Verlag.

Frank M. (2005): Qualitätsmanagement in der Arztpraxis - erfolgreich umgesetzt. Stuttgart: Schattauer.

Frodl A. (2004): Management von Arztpraxen - Kosten senken, Effizienz steigern, Betriebswirtschaftliches know-how für die Heilberufe. Wiesbaden: Gabler.

Anhang

Verordnung der Österreichischen Ärztekammer über die hygienischen Anforderungen von Ordinationsstätten und Gruppenpraxen (Hygiene-VO 2010)

Auf Grund des § 117b Abs. 2 Z 9 des Ärztegesetzes 1998 (ÄrzteG 1998), zuletzt geändert durch das Bundesgesetz BGBl. I Nr. 61/2010, wird über die die hygienischen Anforderungen von ärztlichen Ordinationsstätten und Gruppenpraxen verordnet:

1. Abschnitt

Allgemeiner Teil

§ 1. Der Ordinationsstätteninhaber ist für den hygienisch einwandfreien Betrieb der Ordination verantwortlich. In einer Gruppenpraxis ist einem Gesellschafter die Verantwortung für den hygienisch einwandfreien Betrieb ausdrücklich zu übertragen (Hygiene-Verantwortlicher). Einzelne Aufgaben können an entsprechend geschulte Mitarbeiter delegiert werden. Die Delegation muss dokumentiert sein.

§ 2. Die Anforderungen an die Hygiene in einer Ordinationsstätte sind an die Art der erbrachten Leistungen, die Patientenfrequenz und das Gefährdungspotential besonderer Erkrankungen anzupassen. Der ordinationsführende Arzt oder der Hygiene-Verantwortliche haben eine Abschätzung des Infektionsrisikos vorzunehmen und die erforderlichen Hygiene-Anweisungen dem Leistungsspektrum der Ordinationsstätte anzupassen.

§ 3. Alle Mitarbeiter in einer Ordinationsstätte sind vom Ordinationsstätteninhaber oder Hygiene-Verantwortlichen nachweislich über potentielle Infektionsquellen, Infektionswege und erforderliche Sicherheitsmaßnamen in Kenntnis zu setzen. Die Schulung hat insbesondere folgende grundlegenden Informationen zu enthalten:
1. Infektionskrankheiten und ihre Verbreitung
2. Infektionsrisiken in der Ordinationsstätte
3. allgemeine Hygieneerfordernisse in der Ordinationsstätte
4. die Verantwortlichkeiten in der jeweiligen Ordinationsstätte
5. die in der jeweiligen Ordinationsstätte angewendeten Maßnahmen zur Hygiene

§ 4. Den Mitarbeitern sind unter Beachtung des Risikoprofils der Ordinationsstätte und der Empfehlungen des obersten Sanitätsrates Schutzimpfungen anzubieten. Eine Ablehnung angebotener Schutzimpfungen ist zu dokumentieren.

§ 5. In Bereichen mit erhöhtem Infektionsrisiko sind die Mitarbeiter unter Beachtung des Risikoprofils der Ordinationsstätte und dem jeweiligen Arbeitsbereich mit zweckmäßiger Arbeitskleidung auszustatten.

§ 6. Die Österreichische Ärztekammer veröffentlicht auf ihrer Homepage hygienische Anforderungen für ärztliche Ordinationsstätten gemäß Anlage. Diese Anlage ist in leicht lesbarer Form für den Ordinationsbetrieb zusammenzufassen und den Mitarbeitern zugänglich zu machen.

2. Abschnitt Inkrafttreten und Übergangsbestimmungen

§ 7. (1) Diese Verordnung ist nach Beschlussfassung der Vollversammlung gemäß § 122 Z 6 ÄrzteG 1998 im Internet zu veröffentlichen und tritt mit 1.1.2011 in Kraft.

Ordinationsspezifisches Vorgehen bei Brand und medizinischen Notfällen

Bei Brand

1. Person 1: Hilfe rufen (122 verständigen), Ordination räumen
2. Person 2: Feuerlöscher einsetzen

Bei jedem Notfall

1. Person 1: Hilfe rufen (144 verständigen), Begleitpersonen ohne Panik hinaus schicken

Bei nicht allergischem Notfall

2. Person 2: richtige Lagerung
3. Arzt: Kontrolle von Puls, Atmung und Bewusstsein
4. Person 3: Heranbringen der Notfallausrüstung und der Sauerstoffflasche
5. Arzt: Beatmung wenn erforderlich
6. Person 2: Herzmassage (Reanimation Erwachsene: 30 Massagen, 2 Beatmungen / Reanimation Kinder: 15 Massagen, 2 Beatmungen)

Bei allergischem Notfall

2. Person 2: richtige Lagerung, dem Arzt zur Hand gehen und bereitstehen
3. Person 3: Heranbringen des Notfallkoffers inklusive Venflon und Stauschlauch, Vorbereitung der Voluven Infusionslösung (Herunterreißen der Schutzhülle / Wegbrechen des blauen Verschlusses / Dorn des Infusionsbestecks vollständig hinein drücken / Belüftungsventil! / Probe)
4. Person 1: Vorbereiten der Kochsalz-Infusionslösung, Vorbereiten der 1 ml Ampulle Suprarenin (Eiskasten) spritzfertig mit Einmalnadel, 1 Ampulle Dibrondin (2 ml) verdünnen mit 10 ml NaCl
5. Person 3: Vorbereiten von 100 mg Fortecortin
6. Person 1: 1 Ampulle Ulcostad vorbereiten (verdünnt mit NaCl auf 10 ml oder in Infusion)

Ordinationsspezifischer Hygieneplan

Bei jedem Patienten:

⋏ Handschuhe tragen

⋏ Nach jedem Patienten:

⋏ Hände desinfizieren
⋏ Wischdesinfektion der Flächen

⋏ Täglich durchzuführen:

⋏ Reinigen und Sterilisieren der Instrumente
⋏ Reinigen und desinfizieren der Spritzdüse und Absaugpumpe
⋏ Desinfektion der vier Optiken nach Plan
⋏ Desinfektion des Ultraschall-Kopfes
⋏ Durchsaugen der Einheit mit Sterillösung
⋏ Desinfektion der Gerätetabletts
⋏ Einheit mit Weingeist wischen
⋏ Ohrstöpsel (Tympanometer) und Ansaugteil des Saugers (aus Plastik) in Sterillösung einlegen
⋏ alle Optiken und Köcher für 15 Minuten in vier-prozentige Desinfektionslösung einlegen, mit Wasser spülen, abtrocknen
⋏ tägliche schriftliche Dokumentation durch die verantwortliche Mitarbeiterin

⋏ Wöchentlich:

⋏ Destilliertes Spülwasser in Euroklav nachfüllen
⋏ Sauggefäß reinigen

⋏ Monatlich:

⋏ Euroklav-Behälter mit Meliseptol auswischen
⋏ Euroklav-Filter wechseln

⋏ Jährlich:

⋏ Schläuche Grundreinigung

20